TRAITÉ CLINIQUE

DES

MALADIES DE L'UTÉRUS

ET

DE SES ANNEXES

PAR

L.-A. BECQUEREL

Médecin de l'hôpital de la Pitié,

Professeur agrégé à la Faculté de médecine de Paris, etc.

ATLAS DE 18 PLANCHES,

REPRÉSENTANT 44 FIGURES COLORIÉES ET NOIRES.

PARIS

GERMER BAILLIÈRE, LIBRAIRE-ÉDITEUR,

RUE DE L'ÉCOLE-DE-MÉDECINE, 17.

LONDRES, H. BAILLIÈRE, 219, Regent-street. | NEW-YORK, H. BAILLIÈRE, 290, Broadway.

MADRID, CH. BAILLY-BAILLIÈRE, calle del Principe, 11.

1859

TRAITÉ CLINIQUE

DES

MALADIES DE L'UTÉRUS

ET

DE SES ANNEXES.

ATLAS.

PARIS. — IMPRIMERIE DE L. MARTINET, RUE MIGNON, 2.

TRAITÉ CLINIQUE

DES

MALADIES DE L'UTÉRUS

ET

DE SES ANNEXES,

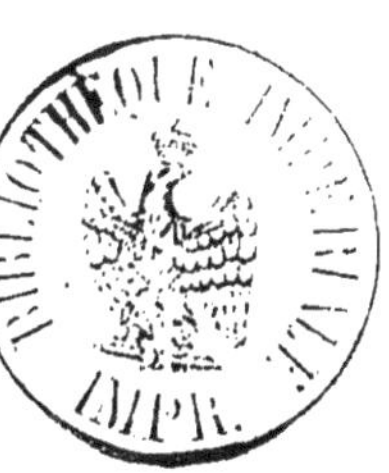

PAR

L.-A. BECQUEREL,

Médecin de l'hôpital de la Pitié,
Professeur agrégé à la Faculté de médecine de Paris, etc.

ATLAS DE 18 PLANCHES,

REPRÉSENTANT 44 FIGURES.

PARIS

GERMER BAILLIÈRE, LIBRAIRE-ÉDITEUR,

RUE DE L'ÉCOLE-DE-MÉDECINE, 17.

LONDRES, H. BAILLIÈRE, 219, Regent-Street. | NEW-YORK, H. BAILLIÈRE, 290, Broadway.

MADRID, CH. BAILLY-BAILLIÈRE, calle del Principe, 11.

1859

INTRODUCTION.

L'Atlas que nous publions est destiné à faire connaître un certain nombre de lésions qui ne sont pas toujours appréciées à leur juste valeur, et surtout à donner une idée exacte des dénominations que nous assignons à tel ou tel état morbide. De plus, il a pour but de présenter un tableau exact des lésions microscopiques que l'on trouve dans un certain nombre de maladies (cancers) mal étudiées jusqu'à ce jour. Nous devons remercier les personnes qui ont bien voulu nous aider dans la disposition des figures de cet Atlas.

M. Bion, artiste distingué, a dessiné d'après nature : 1° les diverses variétés d'inflammation aiguë et chronique du col; 2° les lésions syphilitiques de l'utérus, dont les planches nous ont été communiquées par M. Bernutz; 3° les tumeurs fibreuses de l'utérus et les hydropisies enkystées des ovaires, d'après les belles préparations du *musée Dupuytren*, que M. Houel a bien voulu mettre à notre disposition et qu'il a pris lui-même la peine de décrire avec soin; 4° l'allongement hypertrophique du col utérin, et les cas d'oblitérations de trompes, d'après les belles pièces d'anatomie pathologique communiquées par M. Ball, interne distingué des hôpitaux, et par M. le docteur Béraud, chirurgien des hôpitaux. Nous devons à M. Menière une belle planche de Carswell, que cet éminent médecin avait faite pour lui, d'après une pièce anatomique bien curieuse de dilatation avec oblitération des trompes.

M. le docteur Luys, mon ancien interne, micrographe non moins distingué que dessinateur habile, a bien voulu dessiner pour moi, en 5 planches, les résultats de l'examen microcopiques qu'il avait fait des cancers de l'utérus, et des liquides pathologiques fournis par les diverses variétés d'inflammation chronique du col utérin.

EXPLICATION DES PLANCHES.

PLANCHE I.

INFLAMMATIONS AIGUES ET CHRONIQUES DU COL UTÉRIN.

Fig 1. — Inflammation subaiguë du col utérin, avec induration commençante de son tissu, et tuméfaction déjà notable.

Le pourtour de l'orifice dilaté est entouré d'un cercle de granulations très nombreuses, d'un rouge vif, et pressées les unes contre les autres; il existe quelques granulations disséminées sur le reste du col.

Fig. 2. — Inflammation subaiguë, avec induration et tuméfaction plus prononcée, se rapprochant de l'état chronique.

Il existe au pourtour du col, très dilaté, des granulations infiniment plus nombreuses sur la lèvre antérieure, et mélangées de quelques excoriations superficielles.

Fig. 3. — Inflammation subaiguë, avec induration et un peu de tuméfaction.

Le pourtour du col de l'utérus est environné d'ulcérations superficielles sans granulation; l'orifice du col est dilaté.

Fig. 4. — Inflammation chronique, avec induration et tuméfaction très notables.

Le col de l'utérus est très dilaté et entouré d'un cercle très large de granulations rouges très nombreuses et qui semblent se propager jusque sur la membrane muqueuse de la cavité du col utérin.

(Voy. tome I, pages 155, 272, 383.)

PLANCHE II.

INFLAMMATIONS CHRONIQUES DU COL UTÉRIN.

Fig. 1. — Inflammation chronique, avec induration et tuméfaction, passée à l'état aigu.

La surface du col utérin est inégale et parsemée de granulations très nombreuses qui s'accumulent davantage autour de l'orifice du col, qui, largement dilaté, laisse voir, après qu'on a enlevé le muco-pus, la membrane muqueuse rouge et inégale. Cette altération est survenue à la suite d'une vaginite aiguë, chez une femme déjà atteinte d'une inflammation chronique du col de l'utérus.

Fig. 2. — Inflammation chronique, avec induration, tuméfaction du col utérin et ulcérations assez profondes au pourtour de son orifice.

Fig. 3. — Inflammation chronique, avec ramollissement (état fongueux).

La lèvre antérieure est surtout hypertrophiée, volumineuse et ramollie ; la lèvre postérieure l'est beaucoup moins. Il existe à la surface du col un état aigu, caractérisé par une injection pointillée, d'un rouge très vif, tranchant sur la couleur un peu violacée du reste du col dont l'orifice est considérablement dilaté.

Fig. 4. — Inflammation chronique, avec ramollissement de tout le col utérin (état fongueux).

Le col est dilaté, la lèvre antérieure présente des granulations nombreuses et une ulcération.

(Voy. tome I, pages 157, 271 et 404.)

PLANCHE III.

INFLAMMATIONS CHRONIQUES DU COL AVEC RAMOLLISSEMENT (ÉTAT FONGUEUX).

Fig. 1. — Inflammation chronique, avec ramollissement de tout le col utérin, surtout de la lèvre antérieure (état fongueux).

Cette inflammation est passée momentanément à l'état aigu. La surface du col utérin est d'un rouge vif; il existe de nombreuses granulations accompagnées de petites excoriations superficielles qui siégent surtout sur la lèvre antérieure; l'orifice du col est largement dilaté.

Fig. 2. — Inflammation chronique simple du col, avec hypertrophie et ramollissement.

Le col est très gros et très mou; sa couleur est d'un rouge violacé, son orifice est dilaté. Il n'existe ni injection, ni granulations, ni ulcérations.

La malade présentait des métrorrhagies abondantes, et fut guérie à la suite de quatre cautérisations superficielles au fer rouge, pratiquées à quinze jours de distance. Pendant les deux mois que dura le traitement, cette femme fut soumise à l'hydrothérapie.

Fig. 3. — Inflammation chronique simple, tout à fait dans les mêmes conditions que la figure 2.

La malade avait d'abondantes métrorrhagies et était profondément anémique. Il fallut trois cautérisations au fer rouge et trois mois d'un traitement hydrothérapique pour amener la guérison.

Fig. 4. — Inflammation chronique simple du col de l'utérus, avec hypertrophie et ramollissement.

Le traitement exigea cinq cautérisations superficielles au fer rouge et trois mois d'hydrothérapie.

(Voy. tome I, pages 157, 271 et 404.)

PLANCHE IV.

AFFECTIONS SYPHILITIQUES DU COL DE L'UTÉRUS.

Fig. 1. — Chancres proprement dits du col utérin (période d'état).

Fig. 2. — Chancre diphthéritique (période d'état).

Fig. 3. — Chancre ulcéreux.

Fig. 4. — Balanite chancreuse (période d'état).

Ces quatre figures sont tirées de la collection de M. le docteur Bernutz.

(Voy. tome I, page 168.)

PLANCHE V.

LIQUIDES PATHOLOGIQUES.

Fig. 1. — *Leucorrhée simple abondante* (500 *diamètres*) (*mucus opalin*): Liquide vaginal, blanc, épais, crémeux, non visqueux. Énorme quantité de grandes cellules épithéliales plus ou moins déformées, pâles, et infiltrées de granulations graisseuses ; leurs noyaux sont presque insensibles. Quantité égale de jeunes cellules à différents états de développement, avec un ou plusieurs noyaux agglomérés au centre ; elles sont infiltrées de granulations jaunes, qui paraissent flottantes et agitées.

Fig. 2. — *Liquide produit par la surface du col* dont le tissu est le siége d'une inflammation chronique sans lésion aucune de la membrane muqueuse (*mucus transparent*). Liquide filant et tout à fait transparent, *très visqueux* (500 *diamètres*). Beaucoup de cellules globuleuses à un et plusieurs noyaux, plongées au milieu d'un blastème très granuleux lui-même (sans granulations graisseuses). Les granulations graisseuses sont sous forme de trames avec aspect fibroïde.

Fig. 3. — *Inflammation du col avec hypertrophie, sans ulcérations*. Inflammation superficielle de la membrane muqueuse (*muco-pus dans sa première période* (500 *diamètres*). Liquide très visqueux et blanchâtre. Beaucoup de cellules globuleuses, plusieurs noyaux plus développés que dans le cas précédent, et affectant de plus en plus la forme épithéliale. L'aspect fibroïde du blastème est bien moins prononcé. La dissociation moléculaire commence à s'opérer ; les granulations graisseuses apparaissent.

Fig. 4. — *Inflammation simple du col* (500 *diamètres*). Mucus épais, filant, visqueux, jaune verdâtre (*muco-pus*). Quelques grandes cellules épithéliales couvertes de granulations graisseuses. Beaucoup de jeunes cellules, plus ou moins globuleuses, à un ou plusieurs noyaux. Les globules sanguins sont assez abondants. Quelques globules graisseux.

Fig. 5. — *Granulations avec excoriations de la membrane muqueuse* (*mucus purulent*) (500 *diamètres*). Quelques grandes cellules épithéliales, plus ou moins recroquevillées sur leurs bords, se trouvent fréquemment agglomérées en faisceaux ou groupes plus ou moins serrés, formant des lignes vues de profil. Beaucoup de jeunes cellules globuleuses, à un et plusieurs noyaux. Un nombre très grand d'enveloppes de cellules tombant en déliquescence laissent échapper leur noyau inclus. Granulations graisseuses abondantes.

(Voy. tome I, page 171, et tome II, page 68.)

PLANCHE VI.

ALLONGEMENT HYPERTROPHIQUE DU COL DE L'UTÉRUS ET PREMIER DEGRÉ DU CANCER UTÉRIN.

Fig. 1. — Hypertrophie au premier degré du col de l'utérus au début.

Le col forme une saillie allongée de quatre centimètres environ; on l'a observée chez une femme atteinte d'une vaginite aiguë.

Fig. 2. — Allongement hypertrophique considérable du col de l'utérus.

La description a été donnée avec beaucoup de détails (tome II, page 103).

Fig. 3. — Cancer de la première période, non ulcéré et borné au col de l'utérus.

Siégeant sur la lèvre antérieure, il est à sa première période et constitué par une tumeur bilobée, dure, d'une couleur violacée. L'utérus et son col avaient conservé une mobilité parfaite.

(Voy. tome II, page 102.)

PLANCHE VII.

TUMEUR FIBREUSE DE L'UTÉRUS.

Donnée par Beauchène et déposée au musée Dupuytren, n° 366.

A. Vagin.
BB. Parois de l'utérus.
CC. Tumeur fibreuse interstitielle.
D. Cavité utérine rétrécie par la saillie de la tumeur.

(Voy. tome II, page 118.)

PLANCHE VIII.

TUMEUR FIBREUSE DE L'UTÉRUS.

Déposée par M. Contour au musée Dupuytren, n° 386.

A. Vagin.
B. Utérus.
CC. Tumeurs fibreuses sous-péritonéales.
D. Pédicule très fin d'une de ces tumeurs.
E. Polype du col utérin.

(Voy. tome II, page 119.)

PLANCHE IX.

TUMEURS FIBREUSES DE L'UTÉRUS.

Fig. 1. — Déposée au musée Dupuytren, n° 359.

AA. Vagin.
BB. Utérus ouvert.
C. Tumeur fibreuse sous-muqueuse pédiculée de l'utérus, insérée au fond de cet organe et faisant saillie dans le col.

(Voy. tome II, page 121.)

Fig. 2. — Déposée par Sandras au musée Dupuytren, n° 389.

AA. Corps fibreux ayant subi l'altération calcaire.
BB. Coupe de ce corps fibreux, qui permet de voir les nombreux îlots de matière crétacée que présente la tumeur.

(Voy. tome II, page 124.)

PLANCHE X.

TUMEUR FIBREUSE DE L'UTÉRUS.

Déposée par M. Rilliet au musée Dupuytren, n° 369

A. Vagin.
BB. Parois de l'utérus incisées.
CC. Tumeur fibreuse ramollie à son centre

(Voy. tome II, page 124.)

PLANCHE XI.

CANCER DE L'UTÉRUS.

Fig. 1. — Cancer utérin représentant, par ses caractères extérieurs, de la matière encéphaloïde.

Les parois du corps de l'utérus laissent exsuder par la pression une matière blanchâtre, vermicellée, composée exclusivement d'épithélium en grande abondance.

Le tissu pathologique est blanchâtre et mou, on y trouve une grande abondance de cellules pavimenteuses, avec beaucoup de noyaux libres et une forte proportion de matière amorphe, granuleuse.

Fig. 2. — Cancer présentant les caractères de la matière encéphaloïde.

Tissu rougeâtre formant une couche de deux centimètres d'épaisseur et occupant le fond d'une ulcération profonde du col et du corps de l'utérus.

1° Cellules épithéliales variées ;
2° Noyaux libres très abondants ;
3° Granulations grisâtres et graisseuses.

A chaque préparation on rencontre deux ou trois grandes cellules, contenant dans leurs cavités des éléments plus petits; ceux-ci sont ou libres ou agglutinés entre eux ; ils apparaissent soit sous forme de noyaux, soit sous forme de cellules, avec beaucoup de granulations moléculaires interposées; une seule s'est présentée avec un nucléole volumineux et offrant l'aspect dit cancéreux.

(Voy. tome II, page 162.)

PLANCHE XII.

CANCER DE L'UTÉRUS.

Fig. 1.— Cancer ayant les caractères extérieurs de la matière encéphaloïde.

Composition histologique du cancer presque identique à la précédente:
1° Grande abondance de matière granulo graisseuse.
2° Grandes cellules, depuis la forme pavimenteuse jusqu'à la forme renflée par le milieu, et énorme proportion de noyaux libres, circulaires, à bords foncés, à deux ou trois granulations centrales, les unes libres, les autres entourées d'une masse celluleuse à différents degrés de développement.

Fig. 2. — Cancer du col utérin à la première période.

Petits noyaux pisiformes, analogues à des corps fibreux dans le col, de consistance variée, les uns durs, les autres ramollis en purée blanchâtre. Les premiers renferment beaucoup de fibres fusiformes et de fibres celluleuses, avec de la matière amorphe et quelques noyaux entremêlés, avec fibrilles ; les seconds contiennent une plus grande quantité de matière amorphe, et beaucoup de cellules et de noyaux libres. Quelques globes épidermiques épars.

(Voy. tome II, page 162.)

PLANCHE XIII.

CANCER DE L'UTÉRUS.

Fig. 1. — Cancer utérin présentant les caractères extérieurs du tissu squirrheux.

Tissu blanc, grisâtre, tantôt en masses isolées dans la partie inférieure et postérieure du col et dans le vagin, tantôt en nappes blanchâtres donnant un suc par pression. Ces masses sont d'aspect fibroïde avec lacis vasculaire. Leur contenu s'enlève avec des pinces par petits fragments peu ramollis.

1° Matière amorphe, jaune verdâtre, très agglutinative.

2° Noyaux libres déformés, tantôt plus petits, tantôt plus gros que nature.

3° Fibres du tissu cellulaire, paraissant en certains points avoir des noyaux, représentés par des places foncées au moyen de l'addition de l'acide acétique.

4° Globes épidermiques, tantôt libres, tantôt agglomérés, et comme enlacés par des fibres cellulaires. Les uns sont bien isolés, leurs fibres sont très serrées, chez d'autres elles commencent à se désunir.

Fig. 2. — Cancer de l'utérus présentant les caractères extérieurs du cancroïde végétant.

Tissu mou, blanchâtre ; végétations multiples.

1° Beaucoup de granulations graisseuses.

2° Beaucoup de noyaux libres et de cellules à formes variées ; les uns portent plusieurs noyaux, les autres ont une paroi transparente et contiennent dans leurs cavités des cellules libres, flottantes à divers âges. Quelques-unes de ces cellules offrent de gros nucléoles qui commencent à présenter une coloration jaunâtre. On voit du reste toutes les nuances intermédiaires, depuis les noyaux simplement épithéliaux jusqu'aux éléments qui s'en éloignent le plus.

3° Les noyaux libres sont très abondants et très granulés.

(Voy. tome II, page 162.)

PLANCHE XIV.

CANCER DE L'UTÉRUS.

Fig. 1. — Cancer ramolli et ulcéré, ayant les caractères extérieurs de l'encéphaloïde.

Tissu dur, granulé au fond de l'ulcère et ramolli complétement à la superficie; aspect puriforme.

1° Beaucoup de granulations graisseuses et grisâtres.

2° Beaucoup de noyaux libres.

3° Les cellules ont en général un aspect pavimenteux; quelques-unes affectent des formes disproportionnées; elles renferment à leur intérieur un nombre variable de noyaux commençant à avoir des nucléoles brillants et des cellules avec une quantité de granulations graisseuses, en proportions variables. Éléments fusiformes épars.

Fig. 2. — Même variété de cancer que le précédent.

Tissu blanc, mou, ramolli, aspect framboisé.

1° Matière granulo-graisseuse excessivement abondante, là où surtout le tissu est ramolli.

2° Beaucoup de noyaux libres, à coloration pale.

3° Fibres fusiformes, soit isolées, soit réunies en faisceaux.

4° Cellules de formes bizarres, contenant soit des noyaux, soit des cellules dans leur cavité, avec une forte proportion de matière amorphe et beaucoup de granulations graisseuses.

Quelques-uns des nucléoles présentent un aspect jaunâtre et sont très volumineux.

(Voy. tome II, page 162.)

PLANCHE XV.

KYSTES DE L'OVAIRE.

Fig. 1, déposée par M. Verneuil au musée Dupuytren, nº 400.

A. Ovaire.
B. Ligament large.
C Kyste interstitiel du ligament large.

Fig. 2, déposée par M. Jobert (de Lamballe) au musée Dupuytren, nº 400 *a*.

A. Utérus ouvert.
B. Ovaire.
C. Trompe utérine.
D. Ligament rond.
E. Kyste pédiculé du ligament large et dont l'origine est dans l'organe de Rosenmuller.

(Voy. tome II, page 217.)

PLANCHE XVI.

KYSTES DE L'OVAIRE.

Fig. 1 et 2, déposées par M. Verneuil au musée Dupuytren, nº 401.

AA. Ovaires.
BB. Ligaments de l'ovaire.
C, C, C, C, C, C, C, C. Kystes pédiculés et interstitiels de l'ovaire.

Fig. 3, déposée par M. Pigné au musée Dupuytren, nº 409.

AA. Grand kyste de l'ovaire, à travers lequel est passé un stylet.
B. Kyste moyen de l'ovaire, pouvant contenir près d'un litre de liquide.
C, C, C, C, C, C, C, C. Petits kystes de l'ovaire à divers degrés d'évolution.

(Voy. tome II, page 217.)

PLANCHE XVII.

DILATATION DES TROMPES A LA SUITE DE L'OBLITÉRATION DE LEURS ORIFICES.

Ces deux organes ont pris la forme de deux tubes bosselés avec circonvolution; il y a oblitération du pavillon, accumulation de matière noire comme du sang.

Cette figure est tirée de la collection de M. le docteur Menière.

(Voy. tome II, page 278.)

PLANCHE XVIII.

DILATATION DES TROMPES A LA SUITE DE POLYPES UTÉRINS FERMANT LEURS ORIFICES INTERNES.

A. Corps de l'utérus.
B. Col de l'utérus.
C. Vagin non ouvert.
D. Trompe gauche.
E. Trompe droite.
F. Ligament de l'ovaire droit.
G. Ligament de l'ovaire gauche.
H. Ovaire droit.
I. Ovaire gauche.
J. Grosse extrémité renflée de la trompe gauche.
K. Grosse extrémité renflée de la trompe droite.
L. Petite extrémité de la dilatation de la trompe droite.
M. Petite extrémité de la dilatation de la trompe gauche.
N. Saillie intérieure formée par le petit polype qui existe à l'orifice utérin de la trompe gauche.
O. Saillie extérieure formée par le petit polype qui existe à l'orifice utérin de la trompe droite.

Cette figure est tirée de la collection de M. le docteur Béraud.

(Voy. tome II, page 279.)

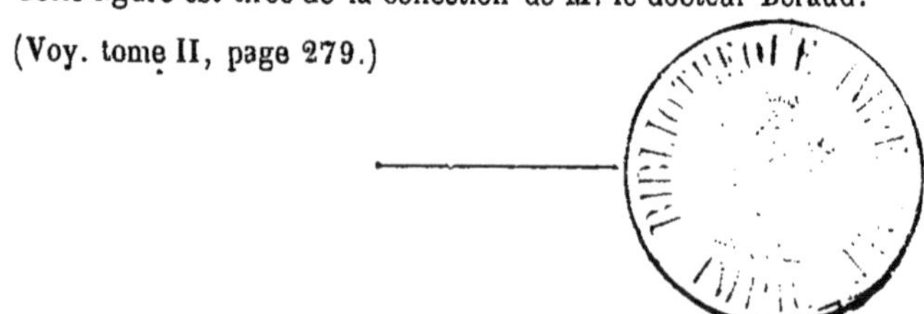

Fig. 1.

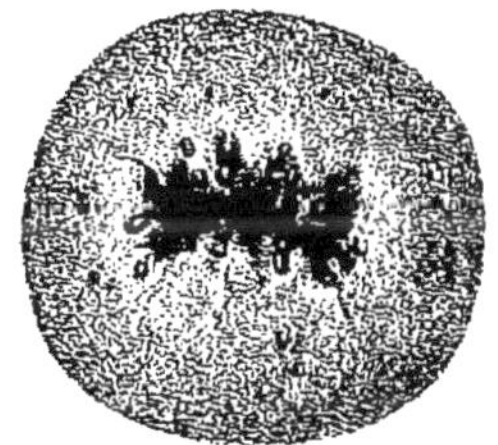

Fig. 2.

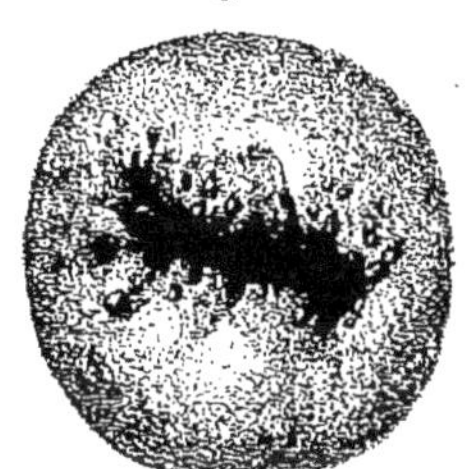

Fig. 3.

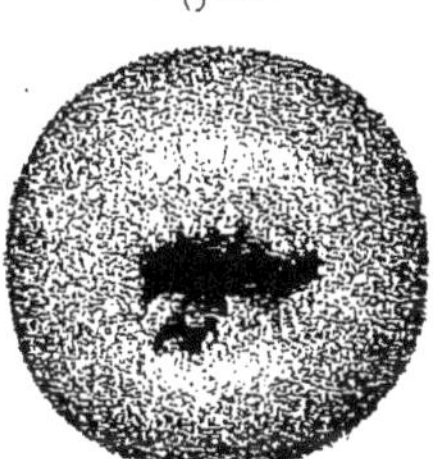

Fig. 4.

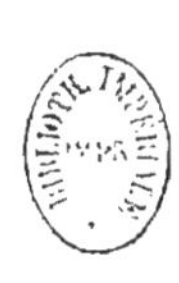

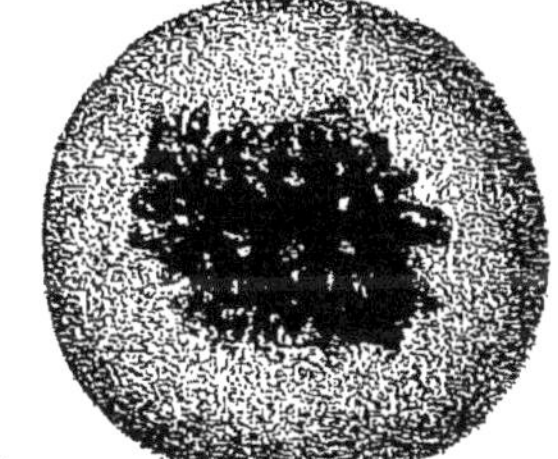

F. Bion delin — Imp. Lemercier, Paris

INFLAM. SUBAIGUE DE L'UTÈRUS.

Fig. 1.

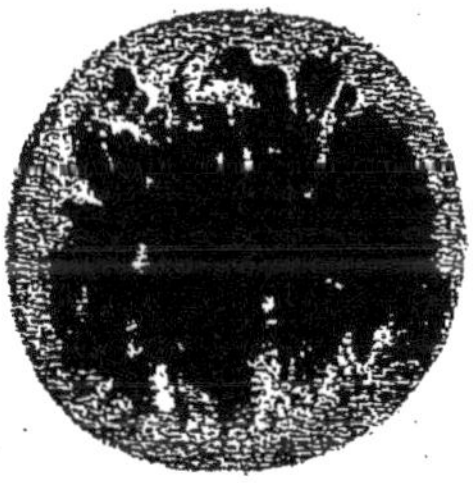

Fig. 2.

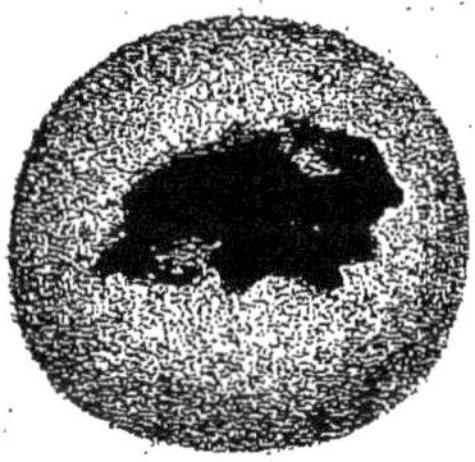

Fig. 3.

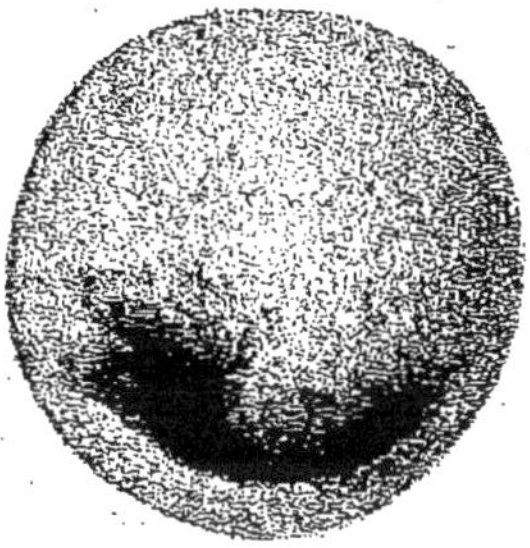

Fig. 4.

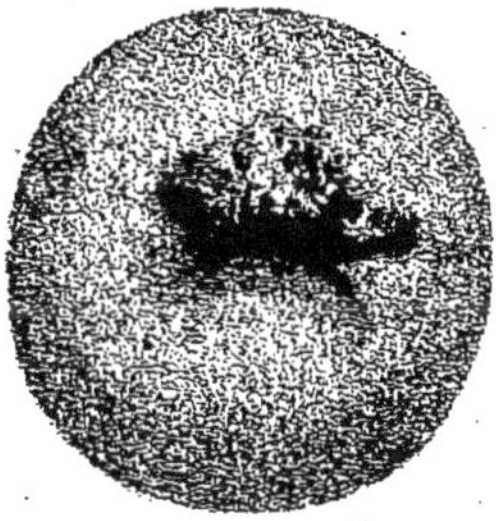

F. Bion delin. Imp. Lemercier, Paris.

INFLAM. CHRONIQUE DE L'UTÈRUS.

Fig. 1.

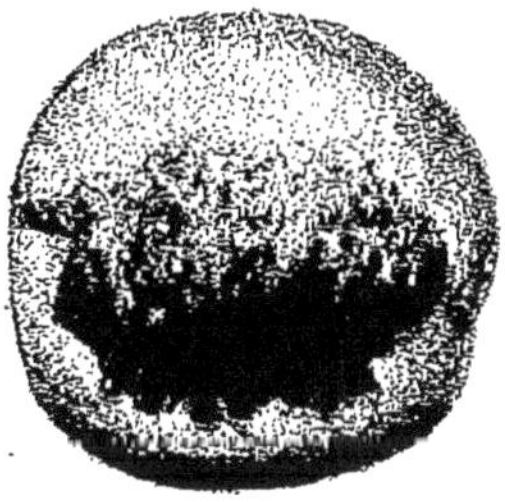

Fig. 2.

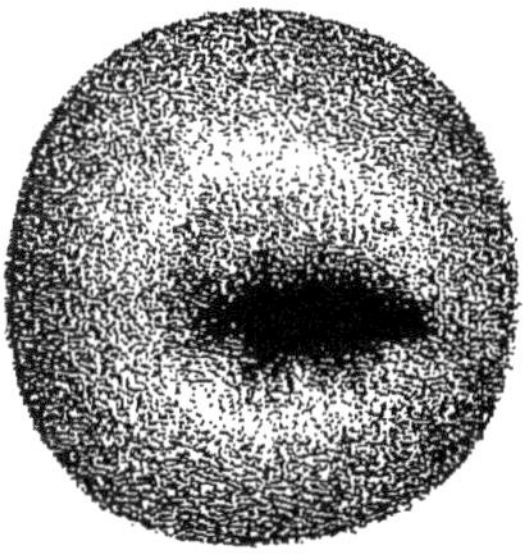

Fig. 3

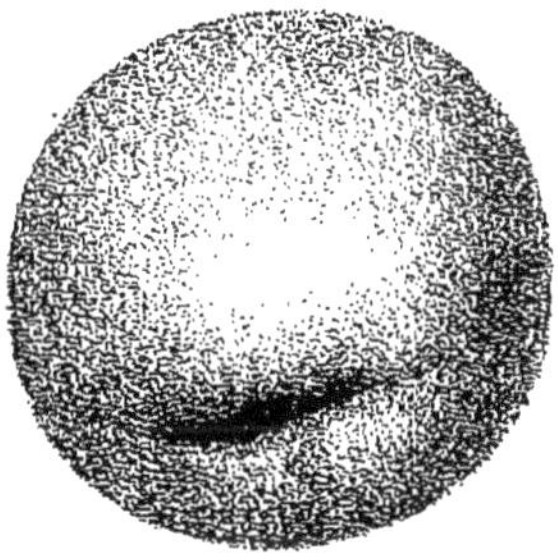

Fig. 4.

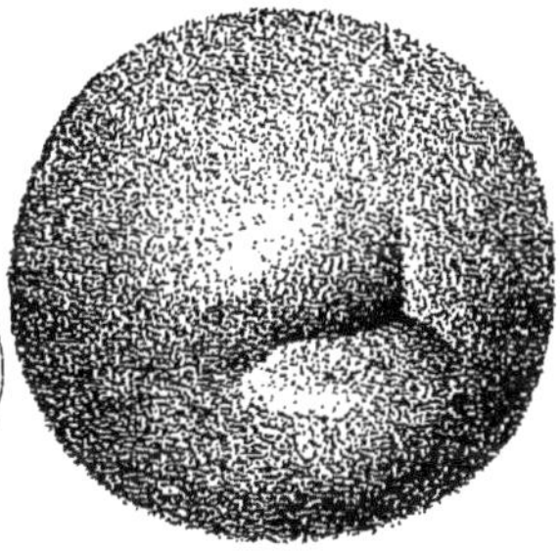

F. Bion delin. Imp. Lemercier, Paris

INFLAM. CHRONIQUE DE L'UTÈRUS

Fig 1.

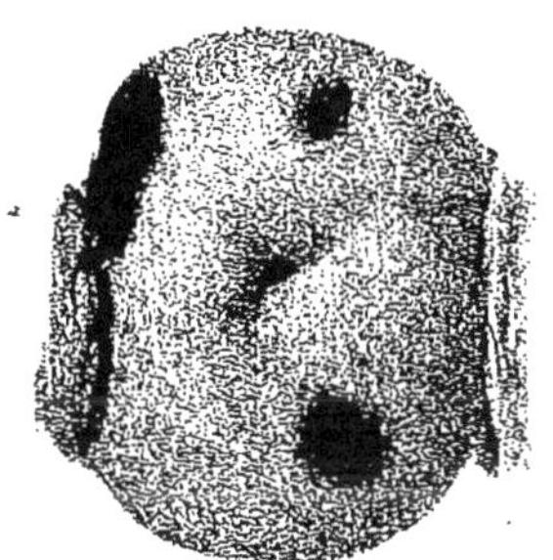

Fig. 2.

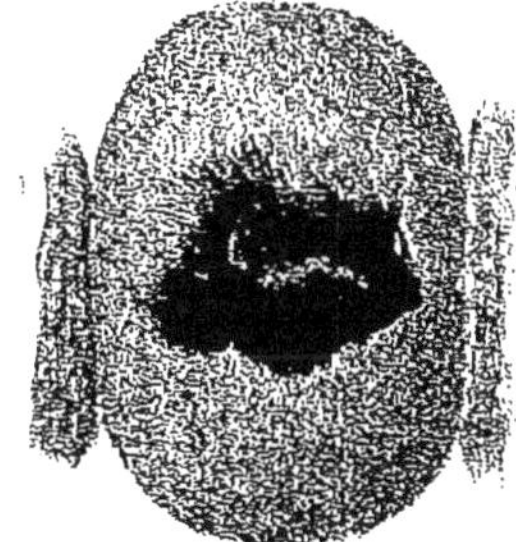

Fig 3.

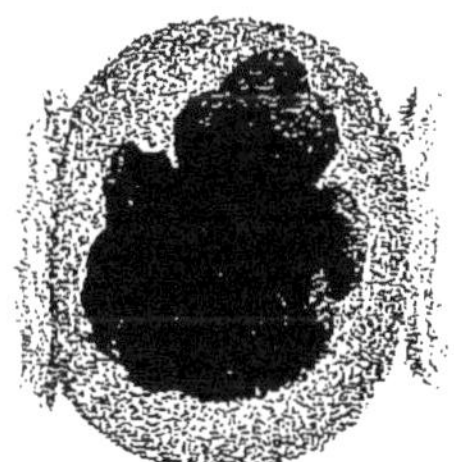

Fig. 4.

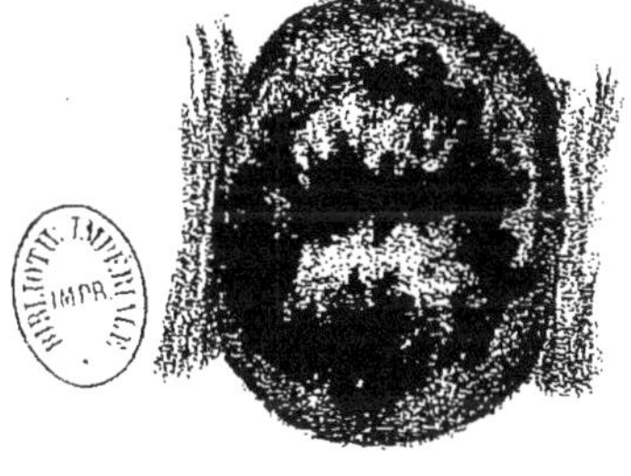

F. Bion delin. Imp. Lemercier, Paris

AFFECT. SYPHILITIQUES DU COL DE L'UTÈRUS.

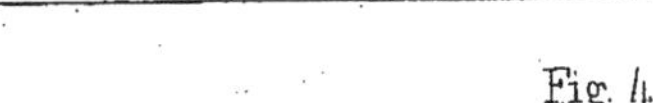

Fig. 5.

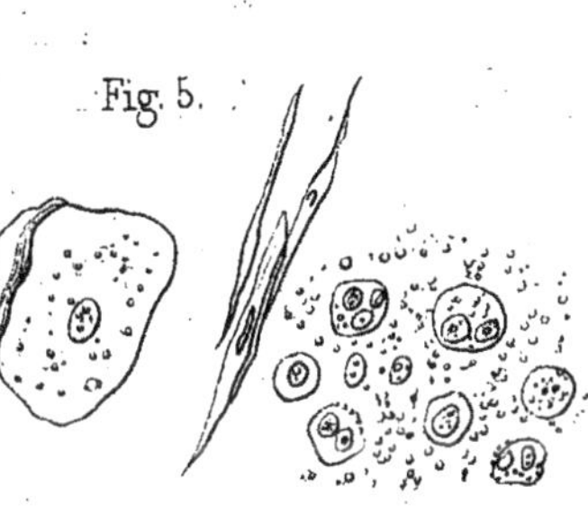

Fig. 4.

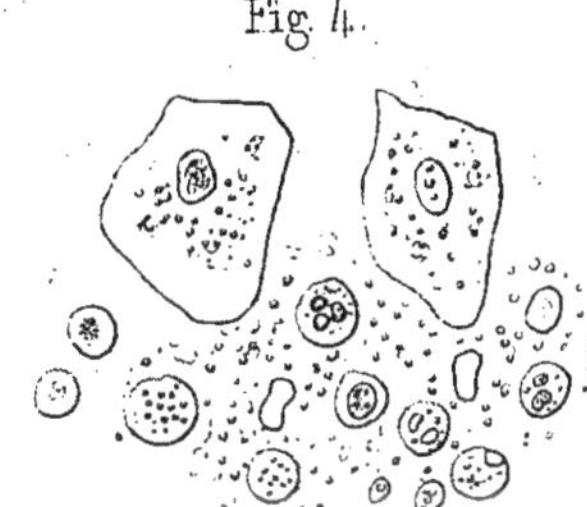

Fig. 2.

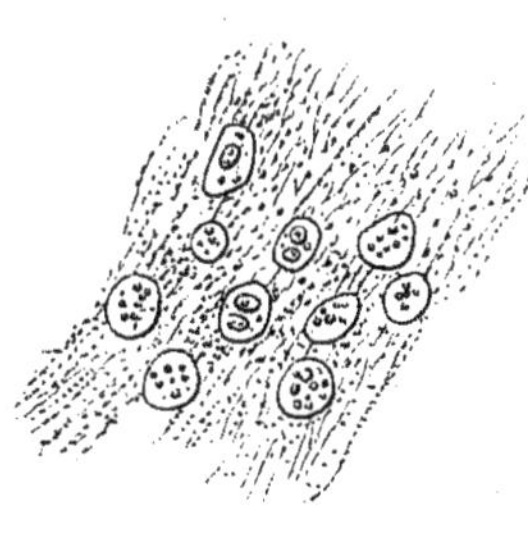

Fig. 3.

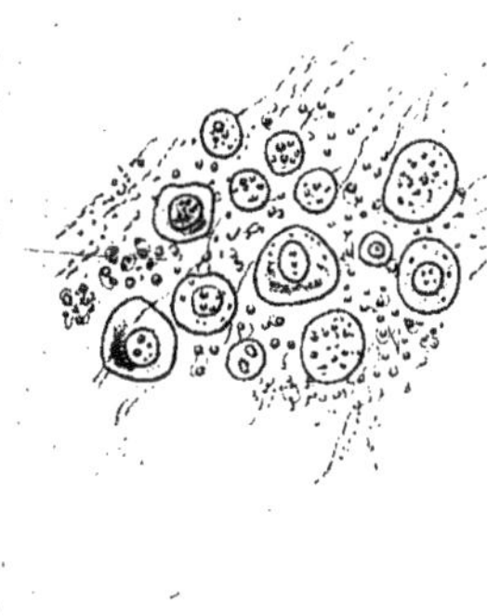

Fig. 1.

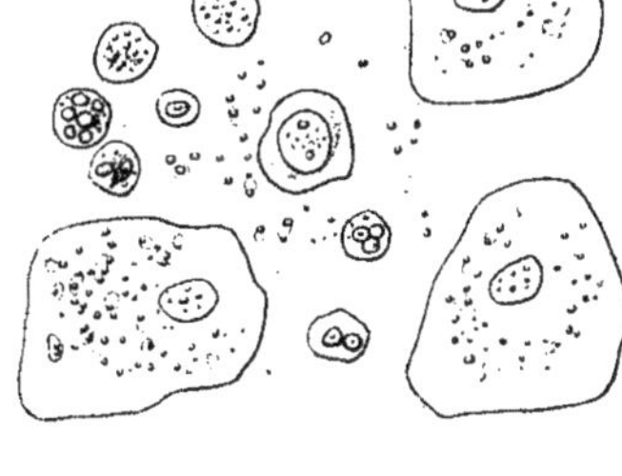

Luys del. Imp. F. Chardon aîné, 3o r. Hautefeuille, Paris.

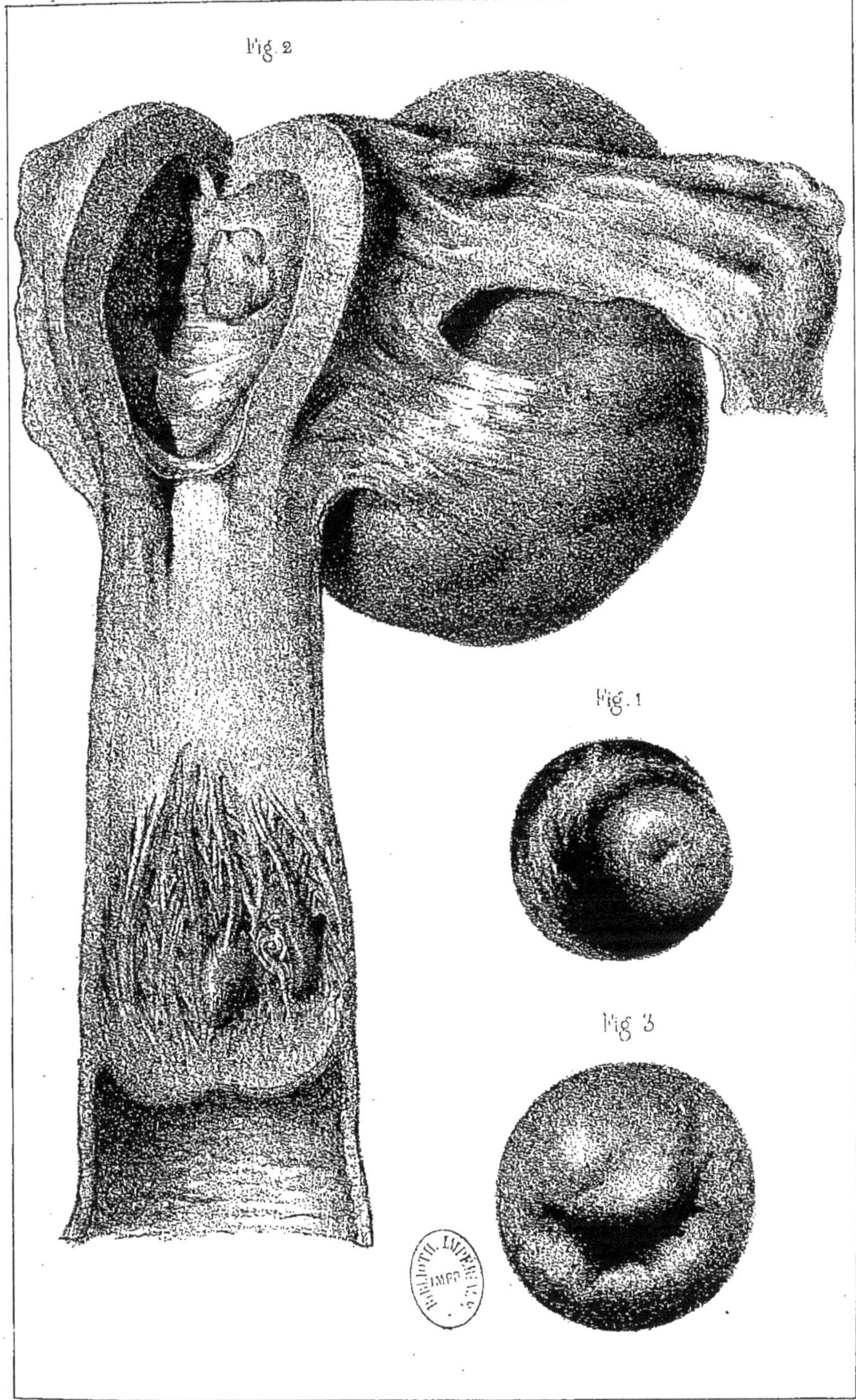

F. Bion delin. Imp. Lemercier, Paris.

HYPERTROPHIE ET CANCER AU 1er DÉGRÉ DU COL DE L'UTÈRUS.

Becquerel. UTÈRUS Pl. VII.

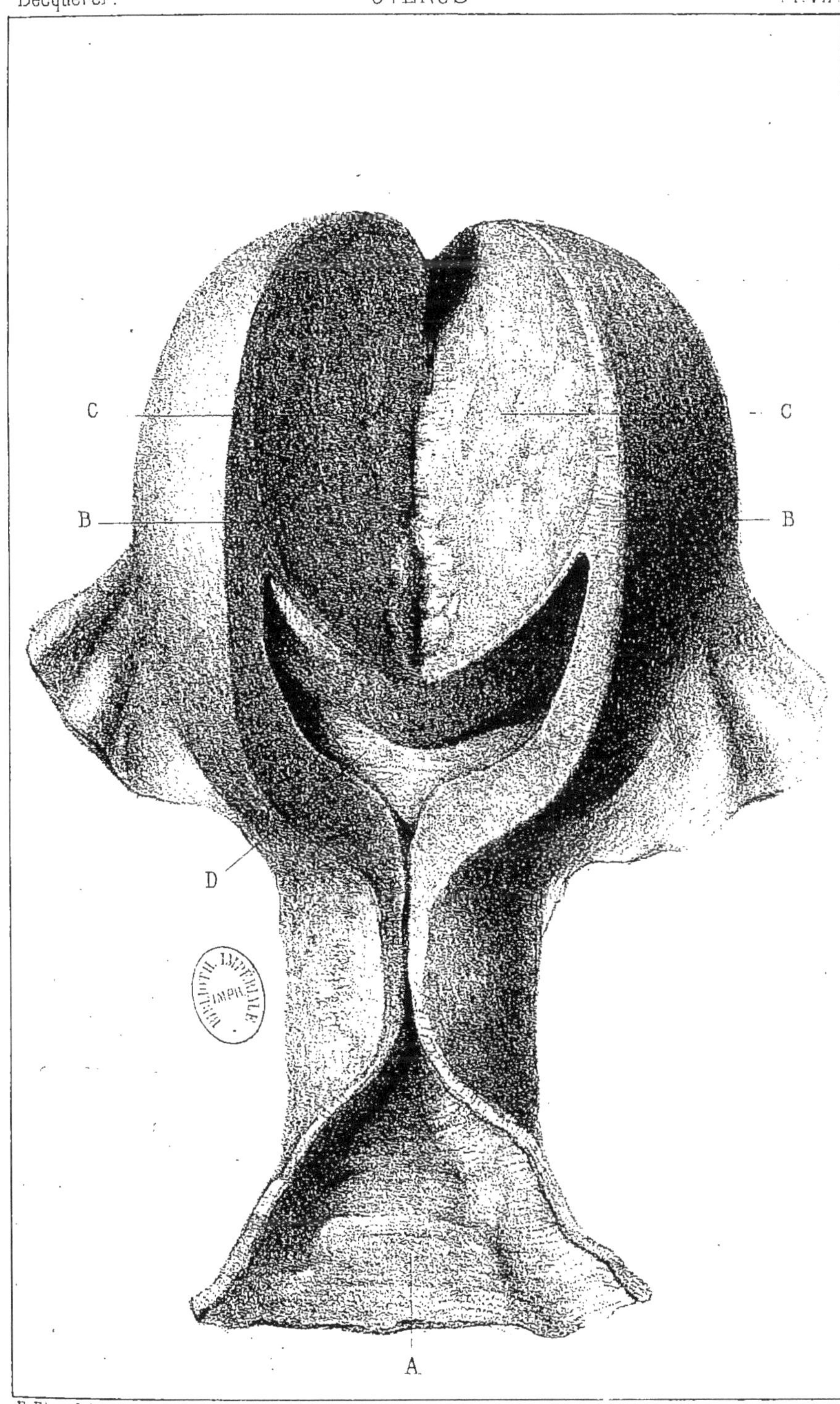

F. Bion delin. Imp. Lemercier, Paris.

TUMEUR FIBREUSE DE L'UTÈRUS.

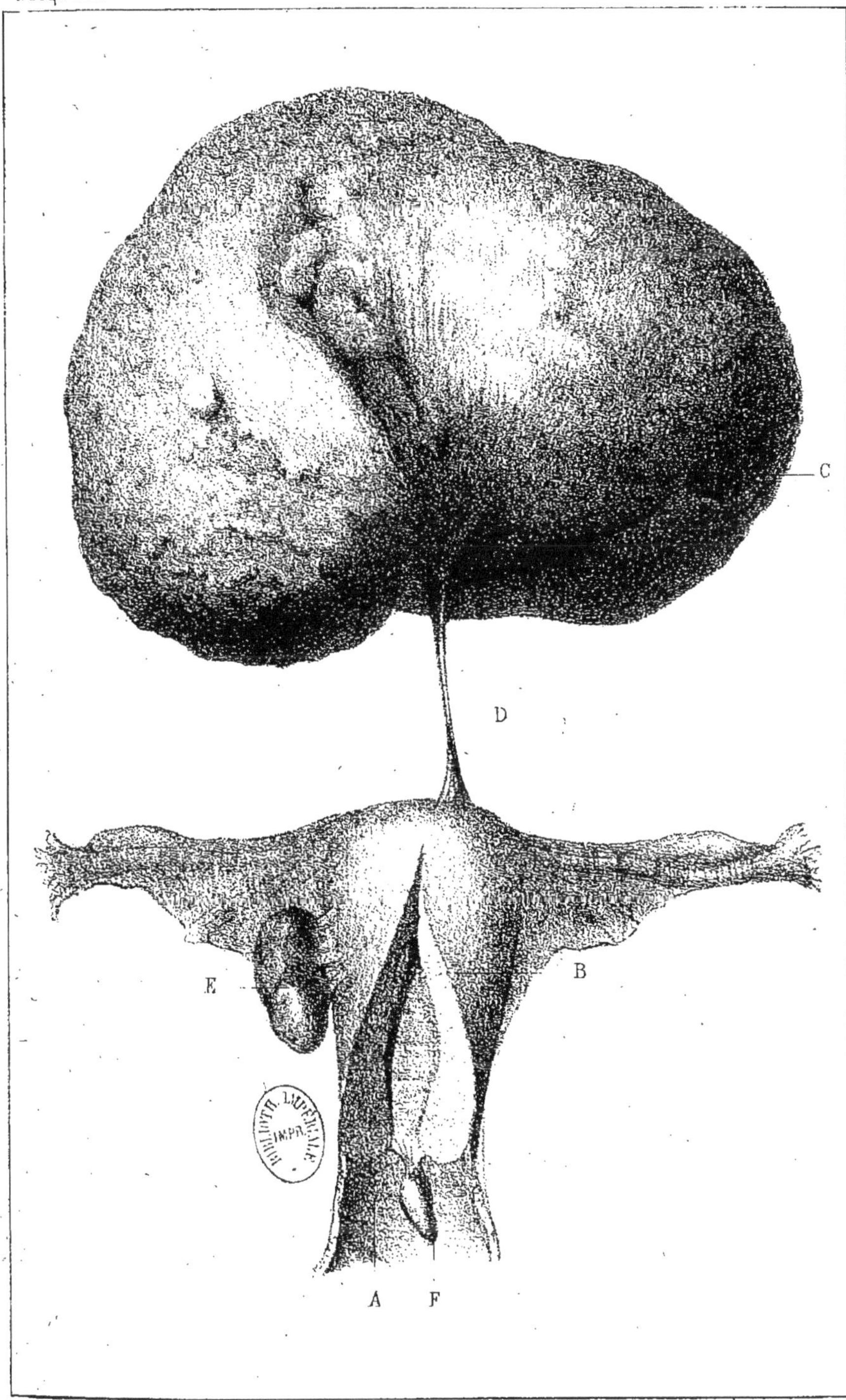

F. Bion delin. Imp. Lemercier, Paris.

TUMEUR FIBREUSE DE L'UTÈRUS.

Fig. 1

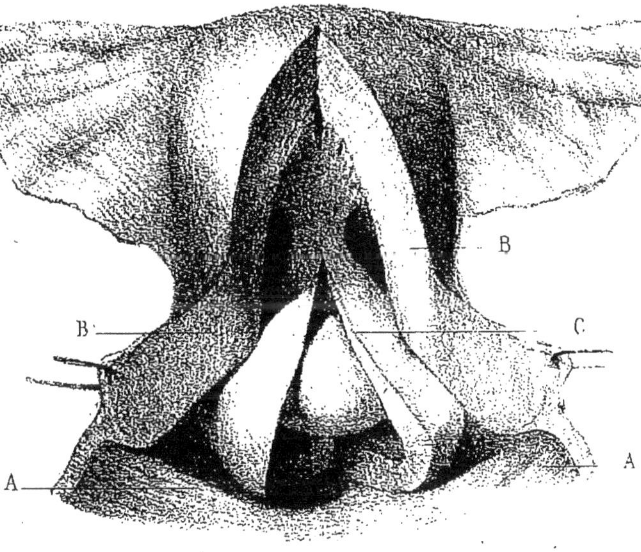

Fig. 2

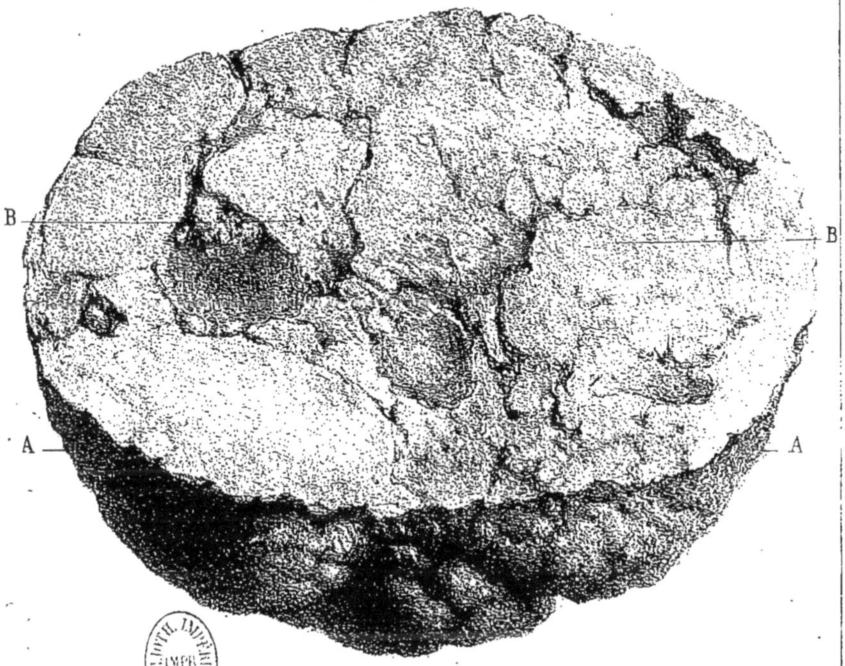

F. Bion delin. Imp. Lemercier, Paris.

TUMEURS FIBREUSES DE L'UTÈRUS.

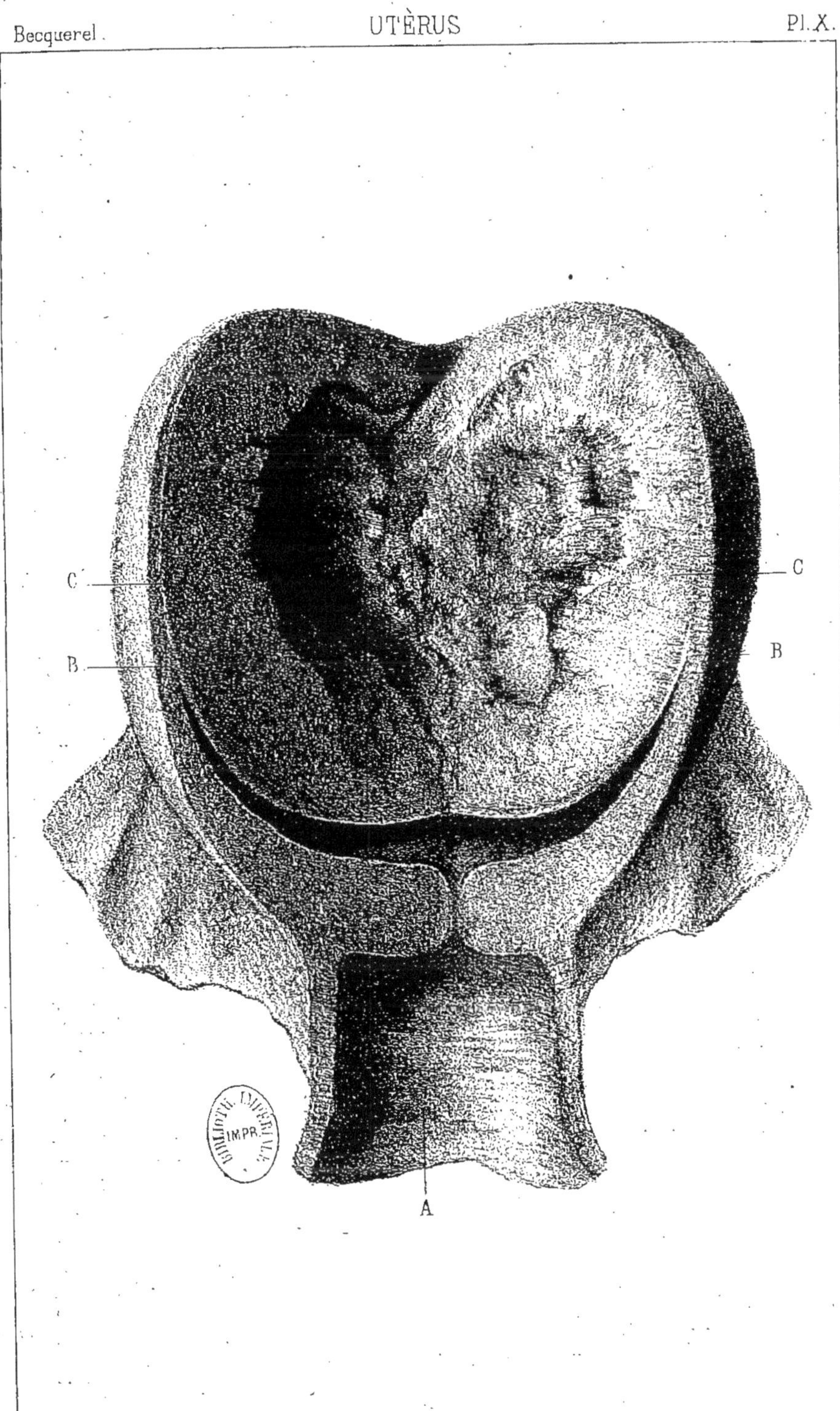

F. Bion delin

Imp. Lemercier, Paris

TUMEUR FIBREUSE DE L'UTÈRUS.

Fig. 1.

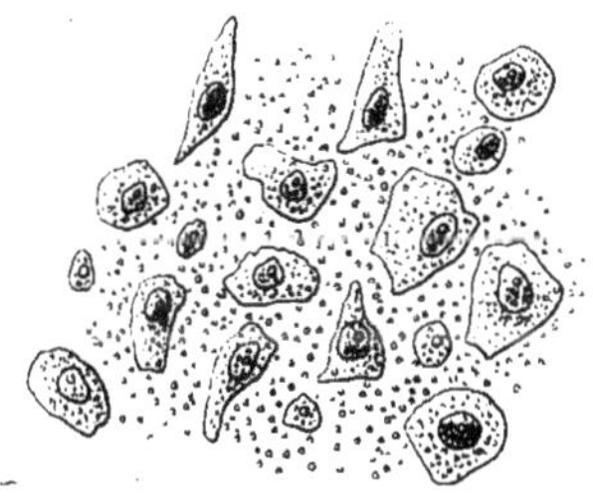

Fig. 2.

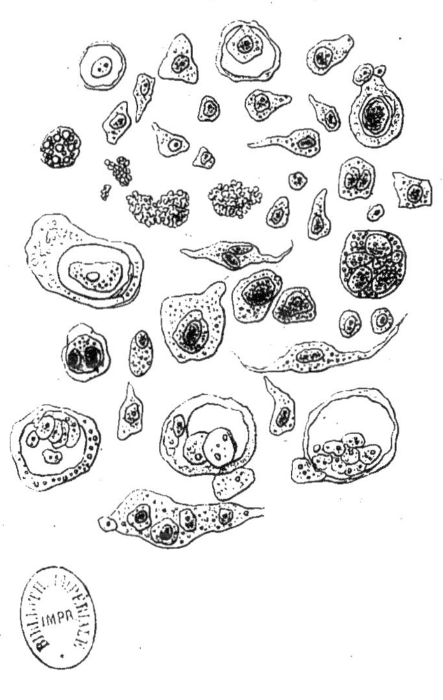

Luys delt.

Imp. F. Chardon aîné, 3a r. Hautefeuille Paris.

MICROSCOPIE DU CANCER DE L'UTERUS.

Fig. 1

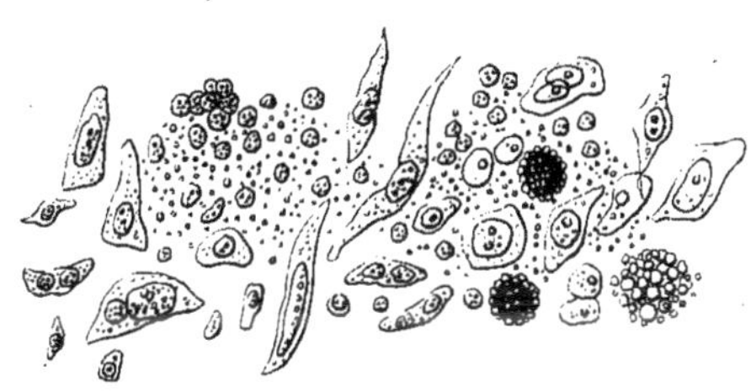

Fig. 2.

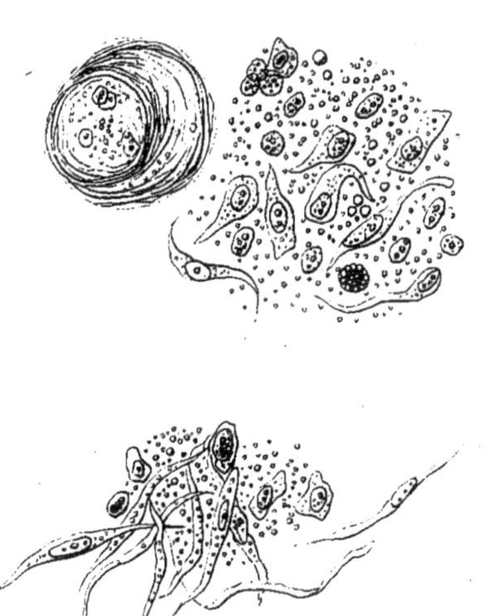

Luys del.

Imp. F. Chardon aîné, 3 r. Hautefeuille Paris

MICROSCOPIE DU CANCER DE L'UTÉRUS.

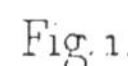

Fig. 1.

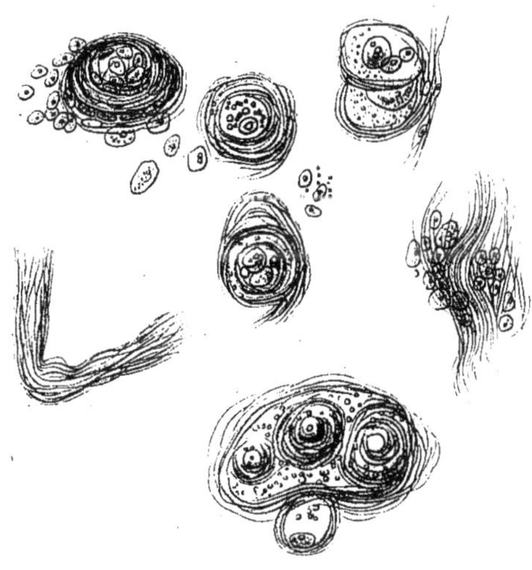

Fig. 2.

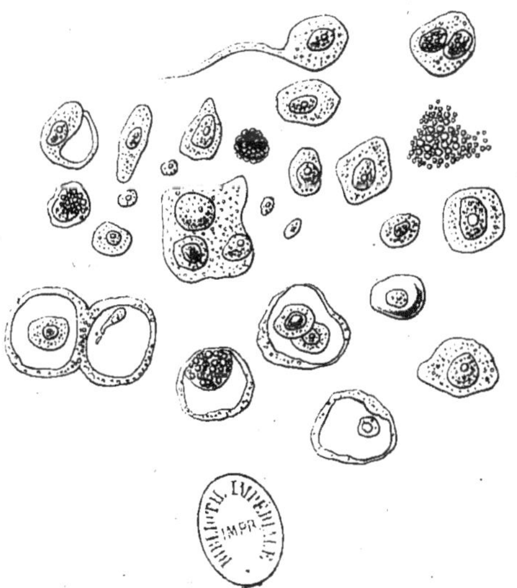

Luys del.

Imp. F. Chardon aîné 30 r. Hautefeuille Paris.

MICROSCOPIE DU CANCER DE L'UTÉRUS

Fig. 1.

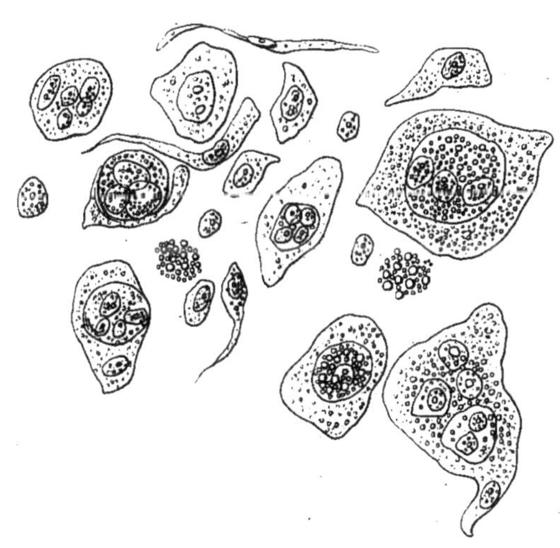

Fig. 2.

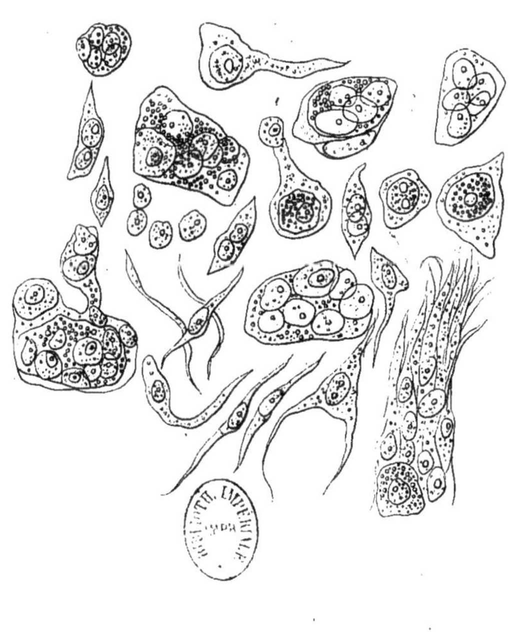

Luys del.

Imp. F. Chardon ainé

MICROSCOPIE DU CANCER DE L'UTÉRUS

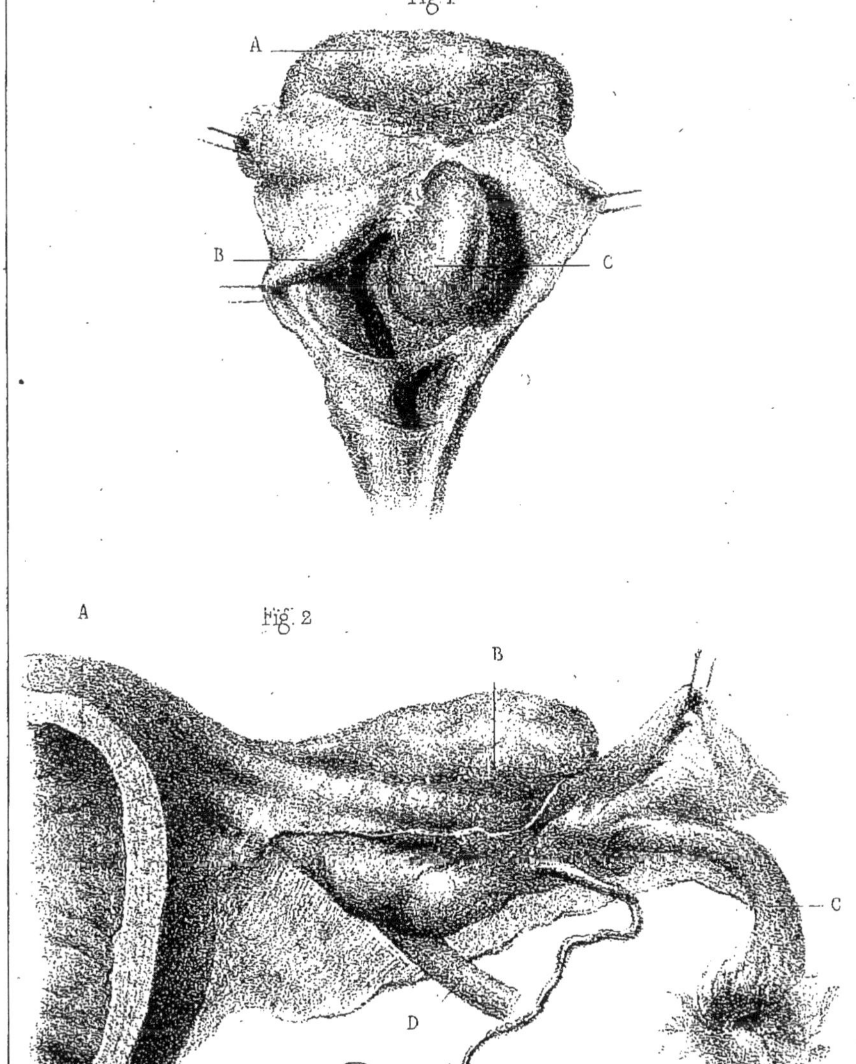

F. Bion delin. Imp. Lemercier, Paris.

KYSTES DE L'OVAIRE.

Fig. 3

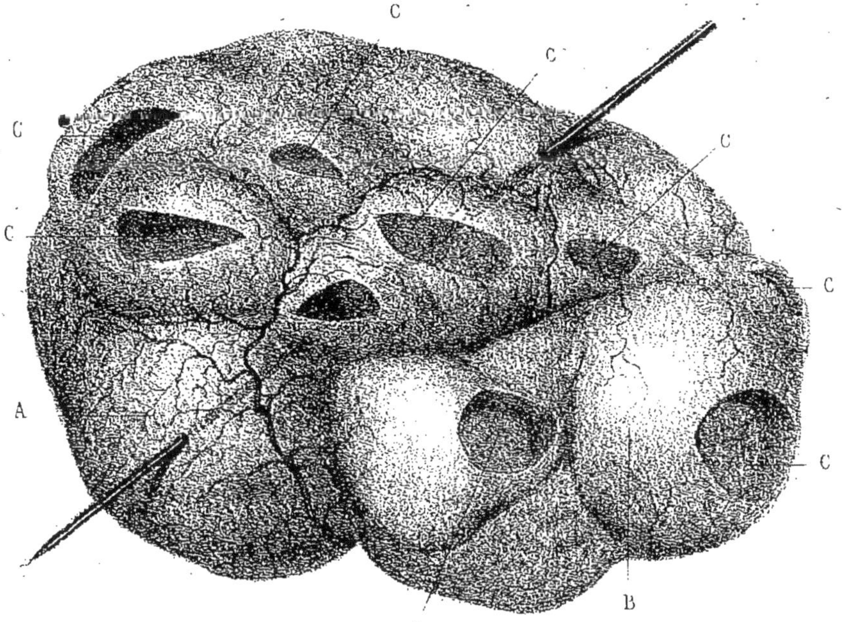

Fig. 2

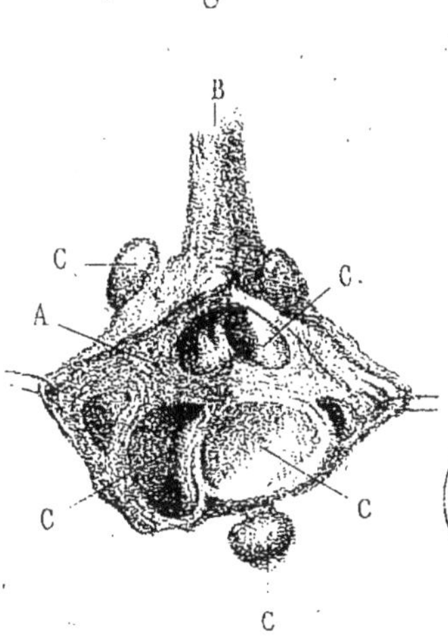

Fig. 1

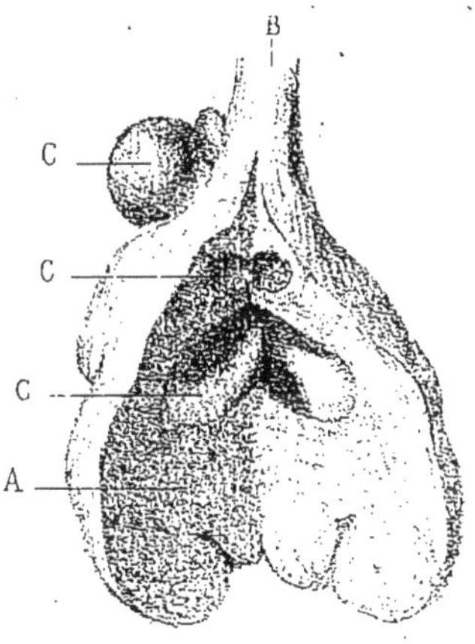

F. Bion delin.

Imp. Lemercier, Paris

KYSTES DE L'OVAIRE.

Becquerel. UTÈRUS. Pl. XVII.

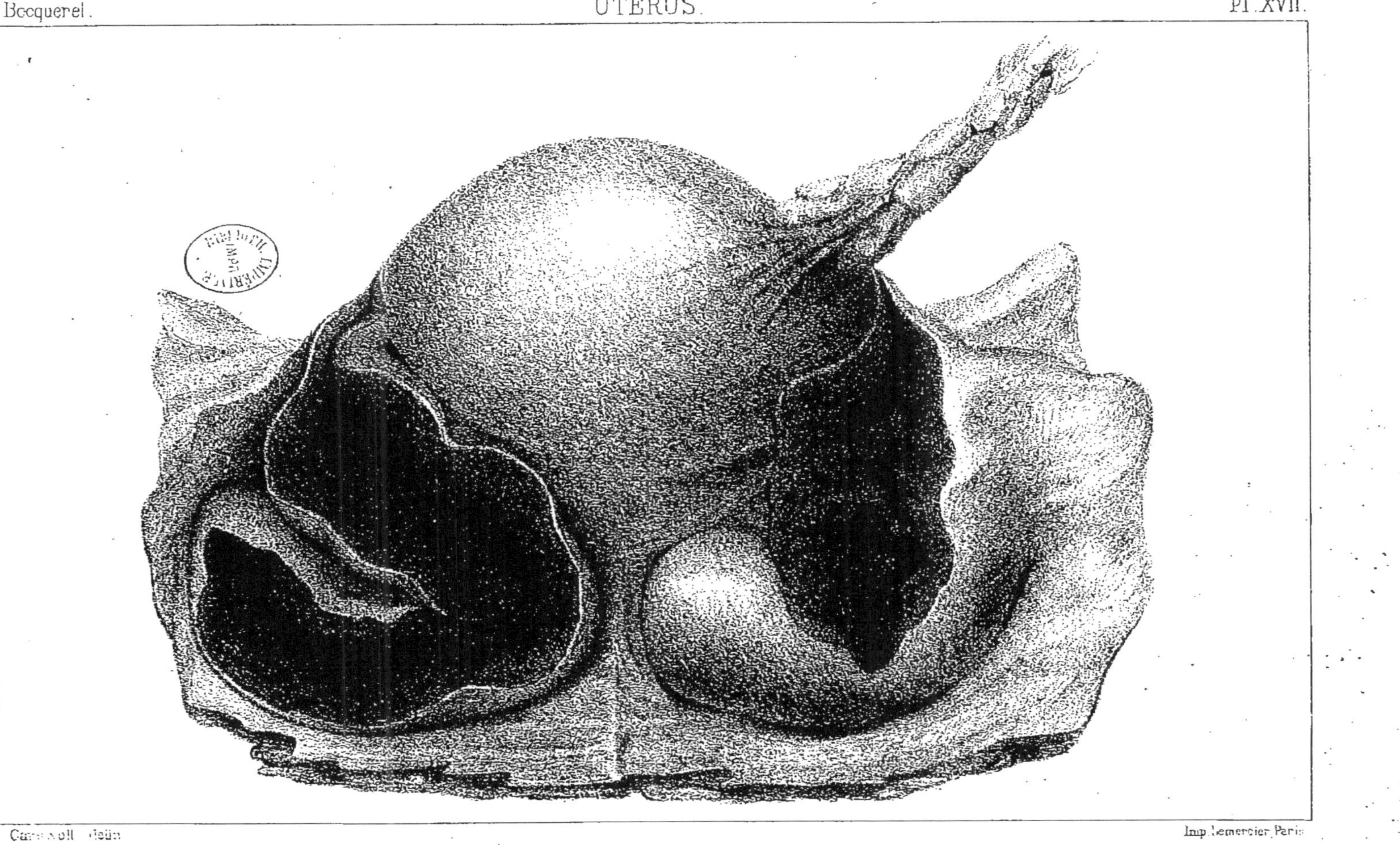

Imp. Lemercier, Paris

Becquerel.

UTÉRUS.

Pl. XVIII.

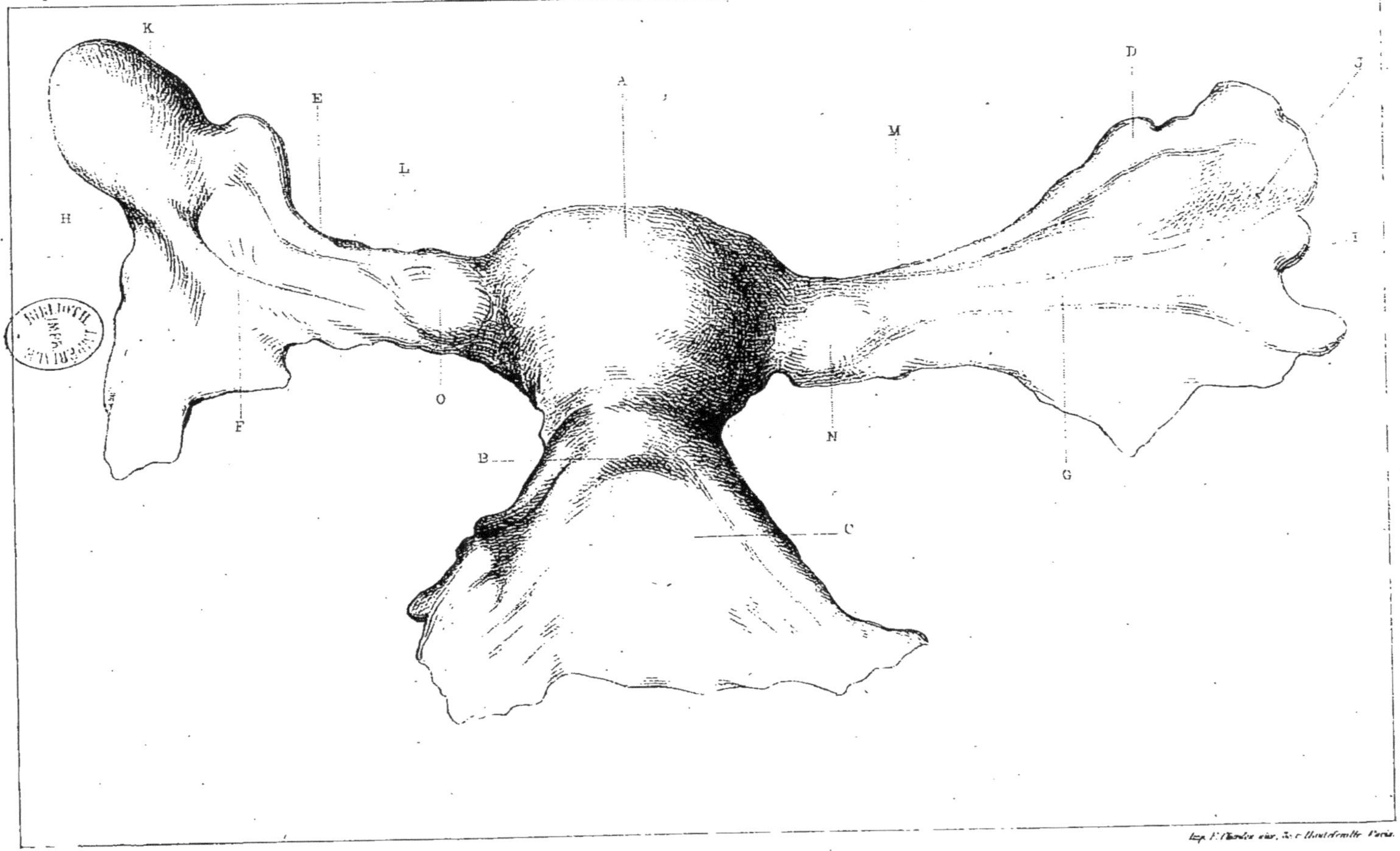

K

E

A

D

J

M

L

H

I

O

F

N

B

G

C

Brand del.

Imp. F. Chardon ainé, 30 r. Hautefeuille Paris.

PARIS. — IMPRIMERIE DE L. MARTINET, RUE MIGNON, 2.

www.ingramcontent.com/pod-product-compliance
Ingram Content Group UK Ltd.
Pitfield, Milton Keynes, MK11 3LW, UK
UKHW021020200726
13857UKWH00004B/1498

9 782012 963252